HYGIÈNE PUBLIQUE

L'ABSINTHE ET LE TABAC

LU A L'ACADÉMIE DE MÉDECINE

Dans la séance du 25 juillet 1871

Par M. JOLLY.

1871

L'ABSINTHE ET LE TABAC

LU A L'ACADÉMIE DE MÉDECINE

Dans la séance du 25 juillet 1871

Par M. JOLLY.

L'absinthe et le tabac vivent aujourd'hui dans des rapports si intimes qu'ils se confondent et se complètent pour ainsi dire dans leur étroite alliance, comme deux fidèles conjoints devenus inséparables dans leur étude comme dans leur commune influence sur l'organisme. Il ne suffit donc pas, pour en apprécier les effets physiologiques et pathologiques, de les étudier isolément, comme on a pu le faire jusqu'à ce jour, comme nous avons pu le faire nous-même; mais il convient surtout de les appeler ensemble à rendre compte de leur simultanéité d'action, de leur degré de solidarité, de leur part respective de complicité dans les actes qui peuvent les rendre également responsables aux yeux de l'hygiène et de la morale publique.

Tel est du moins le sujet d'étude sur lequel je désirerais appeler pour un instant l'attention de l'Académie, et j'ai lieu de croire que, à défaut de tout autre intérêt, il aura du moins celui de l'opportunité.

Ce qu'il faut peut-être signaler d'abord comme fait d'observation, qui a déjà une double valeur psychologique et pratique, c'est que le tabac, quoique d'origine encore récente, a su prendre sur l'alcool, son aîné, un droit de préséance que l'on ne saurait méconnaître. Partout, en effet, c'est le cigare qui donne le signal de la rencontre ; qui convie l'absinthe ou tout autre spiritueux. C'est lui qui, d'ordinaire, en fait les frais et les honneurs, lui qui en règle l'usage, lui qui en fait naître les dangers avec les abus ; si bien que l'on se demande d'où lui vient tant de prestige, tant de puissance, et pourquoi ce fol empressement à courir de plus en plus aux sources du poison ? Pourquoi cet incroyable aveuglement qui porte des nations entières à s'empoisonner ? car nul ne pourrait plus douter de l'action éminemment vénéneuse du tabac, depuis l'émouvant drame du château de Bitremont, qui a laissé dans le monde entier un si triste souvenir ; depuis aussi les savantes recherches de Boutron, d'Orfila, de Mersens, de Claude Bernard et de tant d'autres expérimentateurs qui en ont fait le sujet d'études spéciales ; depuis surtout qu'une expérience trop vulgaire en démontre de plus en plus les funestes effets. Mais en présence du nombre toujours croissant de ses victimes, on se demande *pourquoi l'on fume ?* et nous avons déjà à répondre à cette question : Et d'abord, le tabac serait-il donc une substance si naturellement et si nécessairement appropriée à la condition humaine ? et son usage serait-il donc un besoin physiologique si indispensable à l'ordre social ? Personne, assurément, ne pourrait le penser, car bien des siècles ont dû s'écouler, sans qu'aucun peuple du monde ait songé au tabac, et, comme l'a dit tout naïvement un auteur contemporain :

> Quand d'un heureux hymen Dieu féconde la couche,
> Il ne nous fait pas naître un cigare à la bouche.

Il est bien certain que la France avait pu se passer de tabac jusqu'au XVIᵉ siècle, et l'on sait comment elle s'est trouvée dotée d'une telle conquête; c'était une époque d'ignorance médicale et d'aveugle crédulité où tout remède exotique pouvait se présenter, même à la cour, pour y disputer aux poudres de vipère et de scorpion leurs vertus curatives contre la migraine.

On sut bientôt à quoi s'en tenir sur la valeur du prétendu spécifique, qui eut le sort de beaucoup d'autres aussi vainement préconisés. Mais sous l'auguste patronage d'une illustre reine, de Catherine de Médicis, le tabac avait pu facilement obtenir des lettres de créance pour aller chercher fortune ailleurs. Il parcourut successivement toutes les régions continentales du Nord, n'y trouvant d'abord qu'un assez froid accueil; puis, franchissant les mers et s'arrêtant un instant sur les bords de la Tamise, où il n'eut à subir que d'amères et humiliantes déceptions, il poursuivit résolûment sa course jusqu'au delà du Bosphore et osa aller s'installer dans le palais même du Sultan, sans prévoir les châtiments que lui réservait son audace. Mais aucun genre de persécution ne devait l'arrêter : ni la confiscation de ses tabatières et de ses pipes par la reine Elisabeth, ni la célèbre et sanglante diatribe de Jacques Ier, ni les menaces du fouet de Charles VIII d'Angleterre, ni les bulles d'excommunication du pape Urbain VIII, ni même les rigueurs impitoyables d'Amurat IV, qui fendait les lèvres à tous les fumeurs et coupait le nez à tous les priseurs, quand, par grâce, il ne leur coupait la tête; rien n'avait pu l'empêcher de poursuivre ses plans de migration.

Ce n'était pourtant ni l'odeur ni la saveur du tabac qui pouvaient justifier son ambition de fortune, car fumeurs, priseurs et chiqueurs lui rendront bien cette justice que, comme agent de sensualité, le tabac ne pouvait guère prétendre à l'honneur de figurer dans les harems non plus que sur les tables des modernes Lucullus, et l'on aura toujours peine à concevoir qu'il ait pu rencontrer des goûts assez dépravés pour lui mériter le privilége d'un aliment ou d'un condiment de prédilection.

Ce qui devrait témoigner surtout contre l'usage du tabac, c'est que, durant bien des siècles, il ne servit qu'à la destruction des serpents chez les peuples sauvages; c'est que tous les animaux, sans exception, le repoussent instinctivement comme un redoutable poison; on sait même qu'aucun ne résiste à ses effets toxiques, et qu'il suffit des plus faibles doses de son principe actif (la nicotine) pour les frapper de mort instantanée. Les plantes mêmes ne peuvent vivre dans les milieux que le voisinage du tabac infecte de ses émanations. Toutes s'y flétrissent rapidement, toutes y meurent bientôt d'un véritable empoisonnement; et, quand toute la nature vivante se révolte pour ainsi dire contre le tabac, l'homme seul se condamne volontairement à son usage, et lui seul en affronte tous les dangers.

Si donc le tabac n'est ni un remède bien efficace, ni un aliment bien exquis, ni un parfum bien suave; s'il n'offre aux sens du plus grand nombre que des qualités repoussantes, et s'il n'est pour tous qu'un poison éminemment délétère, il y a bien lieu de se demander, en effet, *pourquoi l'on fume*?

On le comprendra peut-être difficilement, et pourtant il est vrai de dire que la seule cause de l'usage du tabac et de son abus, dût-elle paraître bien futile, est tout entière dans un fait d'habitude, dans une sorte de contagion morale, qui a pu naître subrepticement d'un simple attrait de curiosité, qu'une puérile velléité d'imitation a su mettre en jeu, que l'exemple pouvait facilement propager, et que la mode, cette puissance tyrannique à laquelle rien ne résiste, a su faire entrer dans nos mœurs comme moyen de contact et de rapprochements individuels, comme instrument de distraction et de maintien, comme jouet de désœuvrement et de passe-temps.

Une fois acquise, peu importait que l'habitude de fumer s'accomplît sur un poison; la mode lui avait donné des ailes et elle pouvait parcourir le monde sans s'arrêter; elle trouvait des imitateurs partout et dans tous les rangs de

la société civile et militaire, elle en trouvait dans les palais
des princes, sur les trônes mêmes des rois, aussi bien que
dans les ateliers du prolétariat; mais ce qui ne pouvait
lui manquer, ce sont les oisifs de toutes les classes, de
toutes les conditions sociales, et, au premier chef, ces
beaux fils qui, incapables ou peu soucieux de travail, n'ont
su apprendre que l'art de projeter habilement dans l'air
qu'ils infectent des petits volcans, de jolis tourbillons,
de belles spirales de fumée, dans lesquels ils s'admirent
eux-mêmes avec plus ou moins de prétention. Quoi de
plus capable, en effet, de séduire le plus grand nombre !
et quel attrait surtout pour notre milice urbaine, lorsqu'en
1830 le cigare sut pénétrer dans le corps-de-garde avec
toutes ses inspirations patriotiques, car c'est alors qu'il
put s'élever rapidement à la hauteur de ses destinées
politiques; que chacun dut suivre l'exemple entraînant des
soldats citoyens. Il n'est pas jusqu'aux enfants qui, aujour-
d'hui, ne tiennent à les imiter, impatients qu'ils sont de
grandir avec le siècle et de prendre avec le cigare des airs
de précoce virilité ; et notez bien, pour le côté moral du
fait, que, bien souvent, ce sont des petits vagabonds qui ont
sollicité la charité publique pour lui enlever l'aumône du
pauvre, le denier de la veuve. Plus que d'autres, ils
subissent, à cause de leur âge, des effets immédiats d'intoxication, des nausées, des étourdissements, des vomis-
sements, des syncopes, mais quelles que soient les épreuves
de leur noviciat, ils persistent, tout fiers d'avoir pu les
surmonter pour entrer résolûment dans la légion des
fumeurs.

Faut-il dire que l'usage du tabac a pu trouver aussi
des hommes sensés, des esprits sérieux qui, cédant aux
entraînements de l'exemple, à de vaines condescendances,
à un faux amour-propre, désertent facilement le foyer
domestique pour obéir à la loi commune, et c'est ainsi
que l'habitude d'un poison a su pénétrer partout, qu'elle
a pu envahir, asservir tout un peuple, le déprimer phy-
siquement et moralement, l'amoindrir individuellement

dans son espèce, le dégrader même dans sa race; qu'elle a pu un jour, dans sa funeste alliance avec tous les genres de spiritueux, frapper toute une armée d'engourdissement, de torpeur et de somnolence; qu'elle a pu l'enchaîner, jusqu'à l'attarder au combat, jusqu'à la condamner à l'impuissance devant l'ennemi; et voilà, si j'ose le dire, toute la physiologie du fumeur, et voilà peut-être aussi tout le secret de la fatale destinée d'une grande nation! Vous ne me demanderez donc plus *pourquoi l'on fume*? Que si vous me demandiez *pourquoi l'on boit*? et pourquoi aussi tant d'attrait pour l'absinthe et pour tous les spiritueux? La réponse est encore toute simple. On boit, parce que l'on a soif, et l'on a soif parce que l'on fume; et comment en serait-il autrement du contact incessant d'une fumée âcre, brûlante et empyreumatique que l'usage du tabac fait passer continuellement dans la bouche du fumeur? boire de l'eau pour calmer la soif ardente, pour tempérer la chaleur habituelle, l'état de phlogose de la bouche, qui en est l'effet nécessaire, serait assez naturel; mais boire de l'eau en compagnie du cigare, vous n'y pensez pas, ce serait honte aux yeux de tout fumeur émérite. Pour se conformer dignement à la règle et au goût du jour, on boit de l'absinthe, du vermouth, du bitter, et pour varier, on boit du *petit noir* doublé de kirsch, de rhum ou d'eau-de-vie; mieux encore, et comme innovation plus récente de sensualité, à l'adresse des sens émoussés et des palais blasés, on boit un mélange de tabac et d'eau-de-vie, préparé par macération, comme pour mieux assurer l'effet du poison; inutile d'ajouter que l'on boit à satiété du vin, de la bière et bien d'autres spiritueux, que les amateurs connaissent mieux que moi; et de là tous les genres d'ivresse qui éclatent de toutes parts sous nos yeux, dans nos maisons, dans nos promenades, sur nos boulevards, dans les camps et jusque sous le feu de l'ennemi; et de là le plus redoutable des fléaux pour la société, pour le peuple, pour l'armée, pour le sort des combats. Il le savait bien cet éminent chef de l'armée américaine, le général Grant, qui, pendant la guerre de sécession, ne s'était pas contenté de rationner le tabac, mais avait prohibé l'usage des spiritueux dans les casernes, dans les camps, jusque dans les mess des officiers, mesure sage et d'autant plus digne d'exemple qu'elle n'a pas été moins favorable au résultat de la guerre qu'à la santé du soldat; et ils le savent bien aussi, nos cruels ennemis d'Allemagne, qui ont sû faire entrer dans l'art de la guerre des règles de sévère sobriété, en même temps que d'impitoyables mesures de répression militaire contre le délit d'ivresse.

La question n'est donc plus seulement une question d'hygiène populaire, mais une question d'hygiène militaire, une question que, malheureusement, nous n'avons pas encore su comprendre; ce qui ne la rend ni moins grave ni moins digne de toutes les sollicitudes de l'administration de la guerre, puisqu'il est vrai de dire qu'elle peut décider du sort des batailles aussi bien que de la destinée des empires; et toutefois, voyez à quel point la consommation du tabac et des spiritueux a pu, en quelques années, acquérir de développement en France; la France, qui, pendant des siècles, avait répudié le tabac comme antipathique à ses goûts, à ses mœurs, à son esprit de courtoisie et d'urbanité traditionnelle; la France, qui, en 1830, n'atteignait pas 28 millions de revenu fiscal de tabac, dépasse aujourd'hui tous les peuples du monde pour la consommation de ce poison.

Les tabatières, que la mode avait su mettre presque innocemment au service de la politesse française, ne sont plus guère de notre époque, mais la pipe, mais le cigare, le cigare surtout est devenu presque inséparable de la vie civile et militaire; l'habitude en avait fait un besoin, le képi semble en avoir fait une nécessité; en sorte qu'aujourd'hui tout le monde fume et qu'il n'y a plus guère que des exceptions à la règle commune. Toutes les nations étrangères, même l'Allemagne, même l'Angleterre, ont encore conservé certaines mesures d'usage, certaines règles de discipline et de convenance qu'elles observent fidèlement eu égard aux lieux, aux circonstances et aux personnes. Dans plusieurs États d'Allemagne, et notamment dans le Hanovre et le Holstein, en Suisse et ailleurs, des lois de répression sont restées en vigueur pour y interdire le droit de fumer dans les ateliers, dans les écoles et les universités, même dans certaines promenades réservées. La France, seule, s'est affranchie de toute règle, de toute contrainte, elle a trouvé plus simple et plus commode de s'empoisonner librement, au mépris de l'hygiène et de la raison, au mépris même de toutes les convenances sociales, comme si elle eût tenu à honneur d'être placée au premier rang des peuples fumeurs; et c'est ainsi qu'elle a pu arriver, en 1869, au chiffre presque incroyable de 31,245,396 kilogrammes de consommation, tandis que l'Angleterre, qui avait pu se flatter de lui disputer le premier rang pour l'usage du tabac comme pour celui des spiritueux, l'Angleterre n'a pu atteindre dans la même année qu'un chiffre de 18,619,572 kilogrammes de tabac, soit, par personne, environ 900 grammes pour la France, 700 grammes pour l'Angleterre. On évalue à plus de 500,000 francs par jour la dépense de tabac, pour Paris seulement, ce qui représente déjà plus que la dépense du pain de 2 millions d'habitants, et comme il faut bien en compter autant, si ce n'est le double, pour l'absinthe et autres spiritueux, ce sont donc deux dépenses au moins bien gratuites, qui pourraient donner de la nourriture à ceux qui ont faim, des vêtements et du feu à ceux qui ont froid.

On s'est beaucoup mis en peine, durant l'état de siége, pour subvenir aux frais d'armement de la capitale, et l'on a dû surtout faire appel au patriotisme des citoyens pour la fabrication de canons. Le moyen était simple et bien facile, il aurait suffi pour cela que tout consommateur de tabac et d'absinthe prélevât sur son budget personnel pendant un seul mois le prix de ces deux superfluités, pouvant donner environ 50 millions qui se trouvaient alors acquis au profit de la défense nationale en même temps qu'au profit de l'hygiène, sans qu'il y eût d'ailleurs à s'imposer d'autre privation. J'ai lieu de croire que nul n'y a songé, car aucun n'a reculé devant l'impérieux devoir du moment, et tous sont venus, comme à l'envi, apporter leur pieuse offrande sur l'autel de la Patrie.

L'histoire dira un jour ce que l'héroïque civisme de la population de Paris a su faire éclore de dons et de sa-crifices de tous genres pour la défense de la capitale ; elle dira tout ce qu'il a pu inspirer de privations, de résignation et de vertus pour l'œuvre de sa délivrance. Elle dira qu'une armée de barbares conduite par un nouvel Attila faisant de l'art de la guerre une académie d'espionnage, de ruse et de spoliation, une science systématiquement orga-nisée de ruines et d'extermination, est venue fondre sur notre malheureuse patrie comme pour l'anéantir ; que cette belle France devenue la proie de vautours affamés a pu être envahie et saccagée en quelques mois, une grande partie de son sol foulée, ensanglantée, ses moissons dé-vorées, ses villes et ses campagnes dévastées, ses popula-tions dispersées, dans le dénûment, sans ressources et sans asile, tous ses plus riches monuments spoliés, mutilés, déchirés ou incendiés.

Mais elle dira aussi qu'au milieu de ses ruines et dé-laissée de toutes les nations, livrée à elle-même, à elle seule, sans secours, sans soldats, sans armes, sans argent, subissant à la fois les plus cruels coups d'une épidémie meutrière, et toutes les épreuves du froid, du dénûment, de la faim, de l'exil, de la famine morale, la plus dure de toutes, loin des mères, loin des enfants et des berceaux, l'énergique population de Paris, sous le poids même de ses souffrances et de ses misères, a pu s'insurger virtuellement et s'armer courageusement contre ses insatiables envahis-seurs pour leur disputer le sol même de la patrie, ou pour sauver du moins l'honneur français quand tout le reste était perdu, et elle pourra dire qu'à l'heure du combat, tout Paris était en armes, que, jeunes et vieux, valides ou

infirmes, tous étaient prêts à la lutte ; que tous les dévoue-
ments de la science, de l'art et de la charité suivaient du
même pas les phalanges armées ; que les héroïques Frères
des écoles chrétiennes accouraient sur les champs de
bataille pour étancher le sang de leurs frères, pour les
enlever, morts ou mutilés, aux mains impies de leur im-
pitoyable ennemi ; que de nobles et pieuses dames, inspirées
du même zèle de patriotisme et de charité, se pressaient
dans les maisons de secours, dans les ateliers de confection
de bandages et appareils pour le pansement des blessés ;
que les saintes filles de la Providence descendaient du ciel,
à leur tour, dans nos hôpitaux, dans nos ambulances, dans
les maisons de convalescence ; partout où il y avait des
douleurs à soulager, des consolations et des encourage-
ments à donner.

Voilà ce qui sera l'éternelle gloire de Paris assiégé, ce
qui lui méritera la juste admiration de tous les peuples ;
mais qui osera dire et qui pourra croire qu'après une guerre
de barbares, qui lui a coûté tant de sang et de larmes, tant
de sacrifices et d'humiliations, notre malheureuse capitale,
ait pu voir éclater dans son sein une guerre plus cruelle
encore, une guerre de vandales cosmopolites sortant de
repaires immondes, une guerre de sauvages affamés de
vengeances, de sang et de carnage, s'abattant sur nos
ruines toutes sanglantes comme pour tout dévorer, violant
les asiles les plus sacrés, se ruant sur les plus chétifs pé-
cules de la piété et dè la charité, ne faisant grâce ni aux
troncs des pauvres, ni au pain du vieillard et de l'orphe-
lin, souillant de leur cynique présence et de leurs honteux
sacriléges les temples et les autels, poursuivant de leurs plus
odieux outrages, de leurs plus infâmes calomnies, le culte
et ses ministres, faisant des églises et de tous les lieux
saints des rendez-vous d'orgies et de débauches, glorifiant
tous les crimes, tous les forfaits, décrétant, proclamant et
imposant l'athéisme, profanant les tombes et dispersant les
cendres des morts, en présence d'une population toute fré-
missante d'horreur et d'épouvante, et, comme couronne-

ment de leur monstrueux programme, assassinant les prêtres, martyrisant comme autant d'holocaustes les plus illustres personnages enlevés comme otages à l'élite de l'ordre civil, aux sommités de l'ordre religieux.

Il ne restait plus pour assouvir tant de rage, que d'anéantir par le fer et le feu jusqu'aux derniers débris de la malheureuse cité, de faire de la plus belle, de la plus riche ville du monde une nouvelle Babylone, d'ensevelir toute sa population, tous ses monuments et toutes ses richesses dans un monceau de cendres. Dieu ne l'a pas permis. La France armée est accourue providentiellement pour l'arracher à toutes les horreurs du massacre et de l'incendie, au moment même du fatal dénouement, et quand tout était prêt pour l'œuvre de consommation.

Vous pardonnerez, Messieurs, cette lugubre digression qui peut sembler bien loin du sujet, mais vous me laisserez vous dire en toute conviction qu'elle ne fait encore que traduire les déplorables effets de tous les genres d'ivresse, qu'elle nous donne encore la mesure de tous les abus du tabac, de tous les excès des spiritueux. Sans le vin, disait, il y a plus d'un siècle, le philosophe de Genève, sans le vin, sans les boissons enivrantes, il n'y aurait probablement ni guerre ni procès ; et que n'eût-il pas dit en présence de toutes nos ivresses, de toutes nos folies contemporaines. Ce qui est du moins certain, c'est que, sans la double ivresse alcoolique et nicotique, sans l'exaltation toute fébrile, toute frénétique qui l'accompagne, aucun peuple du monde n'aurait pu commettre les cruels attentats, les horribles saturnales dont nous avons été témoins ; car, si pour les concevoir, il fallait tout le génie des enfers, il fallait, pour les accomplir, toutes les fureurs, toute la rage de l'ivresse. Ne nous le dissimulons pas : Paris a suivi l'exemple de toutes les nations corrompues par tous les genres d'intempérance ; Paris a recueilli en 1871, ce qu'il avait semé depuis 20 ans ; il a subi le sort de l'empire des Gaules, de l'empire des Césars, celui qui menaçait toute l'Arabie, toute l'Egypte, lorsque Mahomet, voyant aussi son empire s'abî-

mer et s'anéantir dans les flots du vin, sut, à l'exemple de
Domitien, faire disparaître jusqu'aux moindres traces de
la vigne, et introduire dans le livre du Koran la loi d'ab-
stinence des spiritueux.

Le fléau de la guerre n'est donc pas le seul que puissent
accuser toutes nos misères. L'alcoolisme et le nicotisme,
devenus nécessaires l'un à l'autre, sont deux autres fléaux
plus funestes, plus redoutables encore que la guerre
pour la vie des nations, et pour la guerre elle-même. On
a déjà pu vous dire à cette tribune quelle part ils ont eue
à tous nos désastres, à toutes nos humiliations. Il est
triste, mais il est vrai de dire qu'un grand nombre de
nos soldats ont pu tomber au pouvoir de l'ennemi, atteints
d'ivresse alcoolique et nicotique, plus souvent encore que
frappés par les balles étrangères, et, pour s'en convaincre,
il a pu suffire de voir ce qui se passait sous nos yeux
dans ces jours de luttes décisives où les destinées de la
capitale étaient remises au patriotisme de la milice nationale, de voir des citoyens armés cheminer dans les rues
en titubant et se presser tout en chancelant aux portes de
l'absinthe et du tabac; de voir aussi les bataillons de
marche allant au combat dans un désordre et une ébrieuse
folie, qui ne pouvaient inspirer que la pitié, se jetant
aveuglément dans les masses ennemies ou se dispersant
en fuyards, après avoir abandonné leurs armes.

Mais là n'est pas encore tout le mal; si, dans leur état
d'ivresse et souvent, pour prix d'un courage digne d'une
autre cause et d'un meilleur sort, les soldats fédérés étaient
blessés, tous ou presque tous succombaient aux accidents
de traumatisme. J'ai voulu m'enquérir par moi-même de
ce fait déjà mis en évidence, à cette tribune même, par plusieurs de nos collègues, et j'ai pu facilement me convaincre
que dans les hôpitaux militaires et les ambulances, presque
tous les malheureux insurgés blessés, en état d'ivresse,
étaient fatalement frappés de mort, même avec de légères
blessures, tandis que les soldats de l'armée régulière, qui
n'étaient pas dans les mêmes conditions physiologiques

d'ébriété, guérissaient presque tous, même avec des blessures plus graves.

Ce qui n'est ni moins certain ni moins affligeant comme
autre résultat pathologique de l'intoxication alcoolique et
nicotique, c'est de voir le nombre toujours croissant de ses
victimes, dans l'énorme proportion de maladies des
centres nerveux; de voir surtout le chiffre des aliénés
paralytiques suivre fidèlement le mouvement de consommation simultanée de l'absinthe et du tabac; de telle
sorte que si l'administration fiscale a pu se féliciter de
voir s'élever chaque année le produit des deux genres de
consommation; si elle a pu compter pour l'année 1869
un chiffre de vente de 248 millions de francs de tabac, et
si elle a pu voir doubler pour 1870 le produit de consommation des spiritueux, l'assistance publique, de son côté,
a pu enregistrer 93,252 aliénés, en ne comptant que les
aliénés internés, chiffre qu'il faudrait peut-être décupler,
si la statistique, qui s'est chargée de nous le donner,
pouvait pénétrer dans le foyer domestique et nous initier
à tous les secrets, à toutes les misères de famille comme
fruit de tous les abus actuels du tabac et des boissons
enivrantes; mais ce qui est encore suffisamment attesté
comme renseignement que nous tenons de source bien
éclairée quoique purement officieuse, c'est que le chiffre
des aliénés paralytiques aurait encore subi pour l'année 1870,
une augmentation de plus de six mille, augmentation qui,
comme toujours, porte exclusivement sur la population
masculine de 25 à 50 ans, et plus spécialement sur celle
de l'armée, c'est-à-dire sur la population qui prend le
plus de part à la consommation du tabac et des spiritueux;
ce qui est encore un fait bien digne de toute l'attention
des hygiénistes. En décomposant le contingent des aliénés
militaires, on voit même, d'après un autre document statistique, que la folie paralytique sévit avec une énergie quatre
fois plus grande sur les officiers que sur les soldats; or,
il n'est pas douteux que les officiers ne fument et ne
boivent plus que les soldats; et, ce qui est encore assez

digne de remarque, c'est que l'aptitude à la folie paralytique qui, comme on le sait, décroît généralement dans la
vie civile après l'âge de 40 ans, augmente, au contraire,
dans la vie militaire avec l'âge et la durée du service,
comme par continuation de la même cause qu'elle semble
accuser (Bertillon).

Que résulte-t-il de ce concours de circonstances comme
fait étiologique de la folie paralytique? c'est que le chiffre
de la population masculine, qui, d'après la loi naturelle,
domine celui de la population féminine dans la proportion
d'un dix-septième jusqu'à l'âge de 30 ans, tend à décroître,
à partir de cette époque, pour donner à la population
féminine un excédant d'un trente-quatrième sur la population masculine, lorsqu'elles arrivent ensemble à l'âge de
50 ans.

Il ne faudrait pourtant pas croire que cette augmentation du chiffre actuel d'aliénés ne puisse avoir d'autre
cause que l'abus du tabac et des spiritueux. Outre l'influence trop flagrante des épreuves morales du moment,
qui ont dû donner lieu à de nombreuses et inévitables
perturbations mentales, il y a bien lieu de tenir compte
aussi de ces déviations de mœurs qui caractérisent à un si
haut degré notre société moderne ; de faire aussi la part
de ce besoin insatiable de jouissances et de richesses, de
cette ivresse d'ambition et de gloire s'alliant à tous les
genres d'intempérance et de vices, pour porter ensemble
de profondes atteintes à l'innervation, c'est-à-dire aux
sources mêmes de la vie physique, morale et intellectuelle.

Ce qu'il faut pourtant rappeler à ce sujet, et comme fait
encore bien digne de remarque, c'est que la folie paralytique
qui figure aujourd'hui pour plus de 80 sur 100 dans le
chiffre des aliénés, appartient presque exclusivement à
l'homme adulte et semble encore accuser en lui des effets
d'abus de tabac et des spiritueux dont la femme a su
s'affranchir, en même temps que d'une modalité pathologique qui ne l'atteint que par de rares exceptions.

Il y a donc là un sujet d'étude bien digne de méditation

pour l'hygiène et la pathologie, comme il y a aussi un grave avertissement pour ceux qui ont mission de veiller sur la santé publique, sur le sort physique et moral des populations.

Il ne nous appartient pas d'intervenir dans les questions d'économie sociale et politique, mais en présence de faits qui touchent à des intérêts si élevés, l'administration sanitaire nous permettra du moins de lui signaler le danger et de faire appel, au nom de l'hygiène même, à toute sa sollicitude pour le conjurer.

Naguère, elle a jeté les yeux sur le sort de l'enfance abandonnée, avec un touchant et légitime intérêt ; elle a mis à l'étude l'importante question de l'allaitement artificiel opposé à l'allaitement naturel, et l'Académie a pu lui prêter le concours le plus efficace de sa haute autorité dans la discussion du sujet. Ce jour-là, on a pu compter les nombreuses victimes de l'allaitement artificiel, on a pu constater les tristes résultats de l'abandon des enfants livrés aveuglément à des mains mercenaires, quelquefois même à des mains criminelles, et l'on a pu facilement conclure à de sages mesures, à d'utiles et salutaires réformes.

Plus récemment, l'Administration a voulu aussi s'éclairer sur une autre question d'hygiène publique qui intéresse encore à un très-haut degré le sort des populations, à savoir : l'alcoolisation des vins comme pouvant impliquer un fait d'intoxication publique, un cas de délit correctionnel. Consultée à son tour sur cette question, l'Académie a pu facilement comprendre qu'en autorisant dans une sage mesure l'alcoolisation des vins faibles, même avec des alcools de grain, elle pouvait espérer de voir diminuer la consommation en nature des spiritueux, ainsi que les effets de l'ivresse alcoolique, tout en livrant à la consommation des vins salutaires et des vins plus transportables, en remplacement de tous ces liquides incendiaires et frelatés dont le peuple se sature journellement et qui ont pour effet inévitable d'abrutir le moral et l'intelligence, de détériorer l'organisme, de le prédisposer à l'aggravation de toutes

les maladies aiguës et chroniques. Mais après de si émi-
nents services rendus à l'hygiène, à la pathologie générale,
à la chirurgie militaire, à l'économie domestique, à l'ordre
moral et social, ne serait-il pas temps de jeter les yeux
sur la grave qnestion de l'abus simultané du tabac et des
spiritueux, d'étudier aussi leurs effets physiologiques et
pathologiques, d'éclairer le peuple, de l'avertir, de le pré-
munir contre les dangers de leur abus, de compter aussi
leurs victimes?

Compter leurs victimes! qui pourrait se charger d'une
pareille tâche? tant elles sont nombreuses et peut-être
incalculables. Ce qui, du moins, est certain, c'est que
tous nos hôpitaux spéciaux en sont encombrés, surtout
de paralysies générales, et tandis que l'on crée de nouvelles manufactures de tabac et que l'on multiplie le
nombre des débits pour répondre aux besoins toujours
croissants de la consommation, il faut ouvrir de nouveaux
asiles à la surabondance des malades, il faut pourvoir à
la retraite et à la séquestration des nombreuses victimes
de l'alcoolisme et du nicotisme. Or, ce n'est pas en sup-
putant, chaque année, avec une nouvelle satisfaction,
la progression ascendante du revenu fiscal du tabac et
des spiritueux, coïncidant régulièrement avec l'augmentation simultanée des deux ordres de consommation, qu'il faudrait espérer de remédier au mal. Avant
d'ouvrir à grands frais de nouveaux hôpitaux, il conve-
nait du moins de rechercher les causes mêmes de cette
effrayante population d'aliénés, et puisqu'il reste suffisamment prouvé qu'elles accusent principalement les abus
de l'absinthe et du tabac, n'eût-il pas été plus sage de
leur opposer des mesures d'administration et de police
sanitaires? n'eût-il pas été plus logique de fonder des
pénitentiaires contre l'ivresse que d'édifier de nouveaux
asiles pour les aliénés paralytiques? et puisqu'il est vrai
aussi que l'armée compte un plus grand nombre d'aliénés
que la population civile, n'est-ce pas le cas de se demander
s'il est bien nécessaire de consacrer une dépense annuelle

de plus de 20 millions, à la charge du budget de la Guerre, pour gratifier chaque soldat d'une dose de poison quotidien, plutôt que d'affecter cette somme à un complément de ration de vivres, qui a pu paraître quelquefois insuffisante, ou d'y ajouter deux ou trois décilitres de vin dont nul ne se prive aujourd'hui, excepté le soldat qui ne l'attend guère que les jours de fête nationale, et ce jour-là, c'est encore l'ivresse, ce sont encore l'eau-de-vie, le vin et le tabac, qui concourent à l'inauguration de la fête.

Un autre abus qu'il faut encore signaler à l'Administration, au nom de l'hygiène et de la morale, c'est cette distribution publique de tabac et de spiritueux, sans mesure, sans réglementation, et comme ce qu'il·y a de plus innocent au monde, quand il s'agit, pour le tabac, du plus délétère des poisons, et, pour tous les spiritueux, pour l'absinthe en particulier, du plus perfide et du plus funeste des breuvages; et l'on se demande comment l'Administration qui interdit si sévèrement et à si juste titre, même à doses infinitésimales, certains remèdes pharmaceutiques, peut autoriser si facilement la vente du tabac; comment, et par quelle incroyable contradiction, elle condamne à de sévères amendes la vente d'un milligramme d'opium et livre complaisamment, chaque année, à la consommation publique, plus de 100,000 kilogrammes de nicotine, plus de 400.000 kilogrammes de tabac manufacturé, plus de 800 millions de cigares, quand elle ne peut plus ignorer qu'un seul cigare français, un cigare du Lot, suffirait pour tuer un fumeur, si la nicotine qu'il contient était absorbée à l'état libre.

Il n'y a pas moins à dire sur la vente aussi scandaleuse de tous les genres de spiritueux que l'Administration tolère aussi ouvertement, qu'elle distribue aussi complaisamment même aux individus en état d'ivresse, même aux mendiants, même aux enfants; et, pour revenir au régime du soldat, si digne de toute la sollicitude d'un gouvernement, nous nous demandons encore où est la nécessité de cette distribution quotidienne de tabac et d'eau-de-vie qui entre dans sa ration de vivres et si un demi-litre de vin substitué à l'eau-de-vie et au tabac, ne remplacerait pas plus efficacement deux superfluités, pour ne pas dire deux poisons, dont le moindre inconvénient est de faire entrer le soldat insciemment et involontairement dans la voie de l'intempérance, de lui donner des habitudes qu'il portera un jour dans ses foyers avec tous les fruits inévitables d'un funeste exemple ; car c'est ainsi qu'ont pu naître dans les campagnes l'esprit de dissipation en même temps que le relâchement et le déréglement des mœurs ; que, dans les grands centres d'industrie, surviennent aussi, comme effet nécessaire de l'abus du tabac et des spiritueux, de nouveaux besoins, avec de nouvelles passions, pour rendre les salaires insuffisants, pour fomenter des grèves, des exigences impossibles; que la province se dépeuple pour laisser l'agriculture sans bras, que Paris devient l'objectif de toutes les ambitions, le foyer d'une population avide de jouissances et de lucre, une véritable école pratique d'insurrection où s'inscrivent les esprits forts, les libres penseurs, les affiliés de sociétés secrètes, où se préparent les orateurs de clubs, les professeurs de barricades, les ingénieurs de pyrotechnie, voire même les généraux, les ministres, tous les héros de guerres, en un mot, tous les éléments individuels de dissolution et d'anéantissement de la société. Faudra-t-il donc que la France subisse cette fatale destinée? Nous ne voulons pas le croire. Avoir signalé le mal, c'est en avoir indiqué le remède à la simple raison, au simple bon sens, qui devraient se suffire à eux seuls pour le conjurer. Et qu'est-il donc de plus triste, de plus humiliant pour la dignité de l'homme, pour l'honneur de l'humanité, de s'avouer vaincu devant l'attrait de deux poisons également funestes, d'obéir servilement à une habitude qui est à la fois un attentat à la santé individuelle, à la santé publique, à l'ordre social, à l'intelligence, à la morale, à la virilité d'une nation !

De son côté, l'Administration ne pourrait plus exciper d'ignorance à l'égard d'aussi flagrants abus ; elle ne saurait, ce semble, les tolérer sans s'associer, pour ainsi dire, à un double empoisonnement public, à un véritable suicide national. Elle a toute autorité, tout pouvoir, comme elle a le devoir d'arrêter le mal à sa source ; et elle le peut tout en conciliant les intérêts du fisc avec ceux de l'hygiène et de la société ; et d'abord, elle peut, comme premier devoir de toute administration paternelle, éclairer la raison publique sur les dangers de l'abus du tabac et des spiritueux en général ; sur les différences d'action des diverses provenances de tabac, dont les effets toxiques sont subordonnés aux degrés variables de saturation de leur principe actif ; elle peut, à l'égard des spiritueux, faire comprendre aux populations tous les dangers de ces raffinements de breuvages incendiaires que l'industrie sait offrir à l'appât des consommateurs dans certaines compositions, dans l'absinthe surtout, qui, comme on le sait, réunit toute l'activité d'un alcool à 80 degrés, à celle des huiles essentielles les plus inflammables. Elle peut, par une simple mesure de droit fiscal, imposer une double, une triple taxe, à tous les tabacs et à tous les alcools, pour en modérer la consommation, sans en diminuer le produit fiscal. Elle peut réglementer la vente du tabac et des spiritueux par une mesure de police administrative, qui interdirait à tout débitant de les livrer à des individus âgés de moins de 16 ans, et qui refuserait toute espèce de spiritueux à des personnes en état d'ivresse. Elle peut, comme mesure préventive d'incendie, comme loi de police sanitaire et comme règle de convenance et d'urbanité sociale, interdire rigoureusement l'usage du tabac dans les établissements d'instruction publique, dans toutes les administrations civiles et militaires, dans tous les centres officiels de réunion, dans les hôpitaux civils et militaires, dans les casernes, dans les gares, les salles d'attente, les compartiments des chemins de fer, dans les salles de spectacles, dans les concerts, etc.

Que si l'administration des finances ne peut absolument se passer de l'impôt des tabacs pour l'équilibre de son budget, et si, pour cela, elle tient à la culture et à l'exploitation de ses tabacs indigènes, elle peut du moins, avant de les livrer à la consommation, les dépouiller de leur principe alcaloïde ou le neutraliser par voie d'opération chimique, afin d'en atténuer les effets toxiques, ainsi que l'industrie privée a déjà su le comprendre et en donner l'exemple, et, ce qui serait mieux encore, elle peut substituer aux tabacs français qui, tous, renferment des proportions plus ou moins considérables de nicotine, des tabacs d'Orient, de Russie et de Hongrie, qui n'en contiennent que de très-minimes proportions, presque inoffensives (1), dût-elle, pour cela, suivre l'exemple de nos voisins d'outre-Manche, leur imposer des droits plus élevés, à la charge des consommateurs; ce qui concilierait encore les intérêts du Trésor avec les intérêts de la santé publique, et ce qui rendrait d'ailleurs à l'agriculture française plus de 20.000 hectares de ses meilleures terres qui se trouvent enlevées au pain de la France, à la culture du blé, pour celle d'un poison.

(1) D'après les plus récentes analyses des tabacs, les proportions de nicotine qu'ils contiennent, sont les suivantes ;

Tabac du Levant	0,00	pour cent.
— de Grèce	0,00	—
— De Russie	0,00	—
— de Hongrie	0,00	—
— des Arabes	2,00	—
— du Brésil	2,00	—
— de la Havane	2,00	—
— du Paraguay	2,00	—
— du Maryland	2,29	—
— d'Alsace	3,21	—
— du Pas-de-Calais	4,96	—
— du Kentoucky	6,09	—
— d'Ille-et-Vilaine	6,20	—
— du Nord	6,38	—
— de Virginie	6,87	—
— du Lot-et-Garonne	7,34	—
— du Lot	7,36	—

Voilà du moins ce que la raison publique a déjà pu facilement comprendre, et ce qu'aucun gouvernement ne saurait méconnaître. Voilà aussi ce qui serait bien digne de toutes les sollicitudes des sociétés de tempérance, et ce qui déjà a pu inspirer une institution toute philanthropique, toute française, contre les déplorables abus du tabac ; institution qui, quoique jeune encore, et malgré toutes les difficultés et toutes les entraves du moment, n'a pas été sans fruits depuis sa fondation et saura poursuivre sa noble et salutaire mission.

La science ne saurait non plus demeurer indifférente à d'aussi graves intérêts d'hygiène et d'ordre social. Jamais question ne fut plus vive d'actualité ni plus digne de méditation, et l'Académie elle-même, en lui apportant le concours de ses lumières, en lui donnant l'appui de sa légitime autorité, s'acquerrait un nouveau titre à la reconnaissance de l'humanité ; et, elle aussi, aurait bien mérité de la Patrie.

IMP. CENTRALE DES CHEMINS DE FER. A. CHAIX ET Cᵉ, RUE BERGÈRE, 20, A PARIS. — 5888-1.

9 782014 026191